hurra! papa

hurra! papa

hurra! papa

Für Andi ....

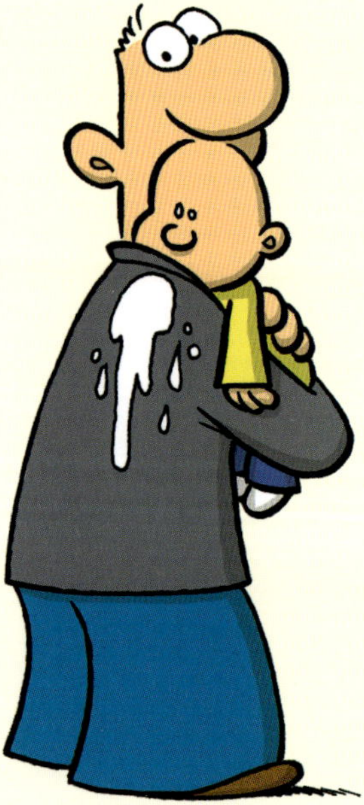

Hurra! Du bist Papa

Von Michael Kernbach
mit Illustrationen und Cartoons
von Miguel Fernandez

LAPPAN

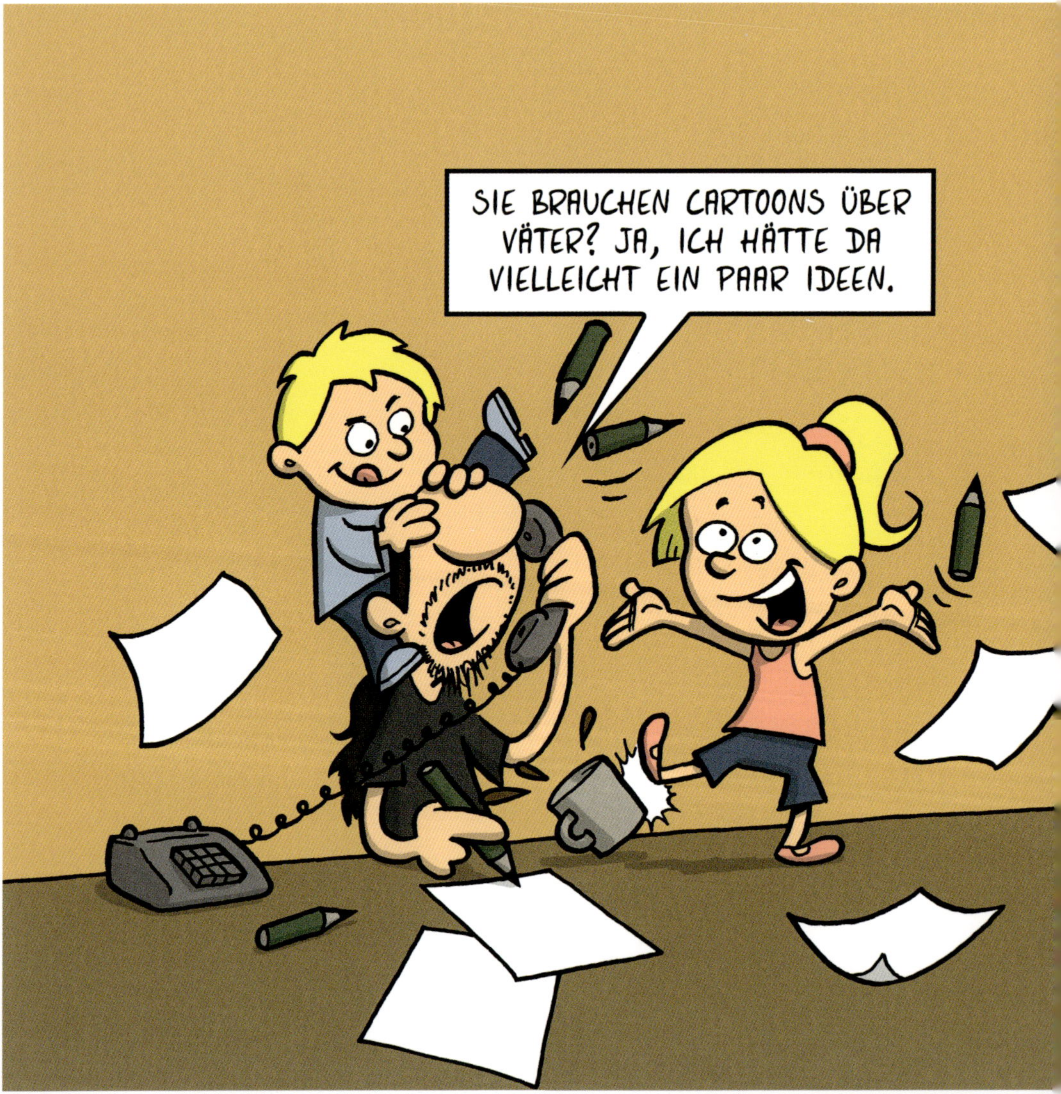
SIE BRAUCHEN CARTOONS ÜBER VÄTER? JA, ICH HÄTTE DA VIELLEICHT EIN PAAR IDEEN.

Nie wieder Langeweile

Super Sache, oder? Denn was soll einem an so etwas Langweiligem wie der Langeweile schon fehlen? Nachdenken, Bruder! Langeweile, das bedeutet: völlig leerer Eingangs- und Ausgangskorb, die Erfüllung selbst krasser Zeitfüllungsprojekte wie die Dusche mit der Zahnbürste putzen oder den E-Mail-Account ausmisten.

Und genau dieser Zustand der erfüllten Erfüllung wird sich so nie wieder einstellen. Stattdessen wirst du Momente der „Nicht-kompletten-Überforderung" als Lichtblicke einer trügerischen Besserung deiner Lebensumstände feiern und dich in Situationen und an Orten bewähren müssen, die man selbst in Albträumen und massiven Games nicht haben wollen würde. Rektorzimmer for example. Egal was da nun kommt, eines wird es auf jeden Fall nicht: langweilig!

Hurra!

Sorry, ich kann nicht

Was waren das für scheiß Zeiten, als man als Kinderloser das Opfer praktisch jeder Gefälligkeitanforderung der Mitmenschen war. Etwa zwei Tinder-Dates mit sicherem Abschluss verliert der kinderlose Mann pro Monat dank seiner Wehrlosigkeit gegenüber Angängen wie: „Kannst du nicht länger bleiben? Machst du von Weihnachten bis Ostern Spätschicht? Auf dich wartet doch keiner zu Hause."

Damit ist jetzt für immer Schluss, over, out, Ende. Du bist jetzt Vater, das heißt: Du musst ständig mit den Kids zum Fußball, zum Ballett, zur Drogenberatungsstelle. Ob´s stimmt? Wer fragt schon danach! Gönn dir nach jeder gelungenen Abwehr eines Übergriffs auf deine Lebenszeit durch Chef oder Kollegen einen Drink in der Bar um die Ecke, da, wo die anderen Familienväter stehen, um sich über die kinderlosen Loser lustig kaputtzulachen. Kids machen das Leben einfach schön!

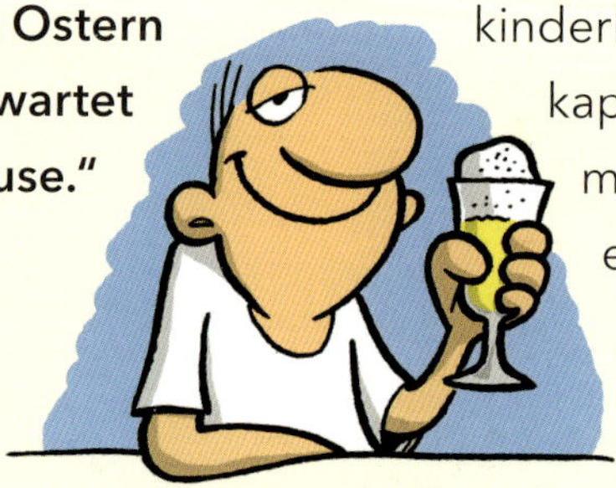

Schwangerschaftsgymnastik adé

Schwangerschaftsgymnastik. Alter. Mal ehrlich, es mag ja vielleicht einen ethnologischen Reiz ausüben, an Ritualen teilzunehmen, die für einen selbst keinen Sinn ergeben. Aber spätestens beim Rückbildungskurs sollte für dich mit dieser Form der Paarerfahrung Schluss sein.

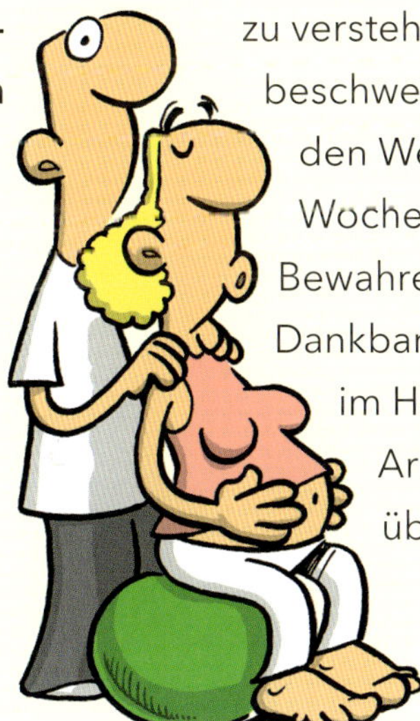

Da präsentiert man sich besser stolz mit dem Lendengold in der Südkurve, während Mama unter ihresgleichen den Weg zur alten Shape sucht. So geht das nämlich! Du musst lernen, den Nachwuchs als Schutzschild gegen alle ungeliebten Pflichttermine zu verstehen, dann stehen dir unbeschwerte Jahre ohne Dienst an den Weihnachtstagen oder Wochenendüberstunden ins Haus. Bewahre dir die hierfür fällige Dankbarkeit dem Kurzen gegenüber im Herzen, sie wird helfen, das Armageddon der Pubertät zu überstehen.

Hurra!

Du bist ein Vorbild

Das mit dem Vorbild sein ist ja voll das Jungsding. Superman, Batman, Klinsman … Einer von den Spacken wäre man doch immer gerne gewesen. Jetzt geht dieser Wunsch endlich in Erfüllung. Vor dir liegt, frisch gecremt und gepampert, dein Fanklubleiter in spe.

Ein Wesen, das bedingungslos jede Heldentat zu glauben bereit ist und auch ungefragt unter den anderen Zwergen für dich missionarisch tätig sein wird. Ein Follower der Premiumklasse, ein Believer, wie ihn sich die meisten Amtskirchen nur noch erträumen können. Sei dir deiner Vorbildfunktion bewusst und trinke in Anwesenheit deines Fans kein Bier, zumindest nicht, ohne danach laut zu rülpsen. Und schenk dir die Qualmerei, zumindest bis du echte Kringel in die Luft blasen kannst. Denn als echtes Vorbild muss man schließlich was zu bieten haben!

Hugs and Kisses

„Männer brauchen viel Zärtlichkeit“, mutmaßte Herbert G. in seinem bekannten Männerversteher-Text, lag damit aber falsch, denn was Männer wirklich brauchen, ist: Mitleid! Nice to have, hard to get, bis jetzt zumindest, denn du bist nun im Daddy´s Club und kannst dich als junger Vater einer ausgeprägten Mitleidskultur für Kinderhalter erfreuen.

Die Klagerei über Steuern, Bildung, Dieselfahrverbot oder die Abschaffung des lus primae noctis – alles, worüber du dich ein Leben lang ergebnislos beklagt haben magst, sichert dir heute mehr Mitleid, als der Arzt verschreibt. Event-Tipp: einfach mal den Kinderwagen langsam mit schleppendem Schritt um den Block schieben. Du wirst wildfremde Menschen erleben, die dir mit Tränen in den Augen die Hand drücken und dir einfach mal alles Gute wünschen. Kinder gehen eben zu Herzen!

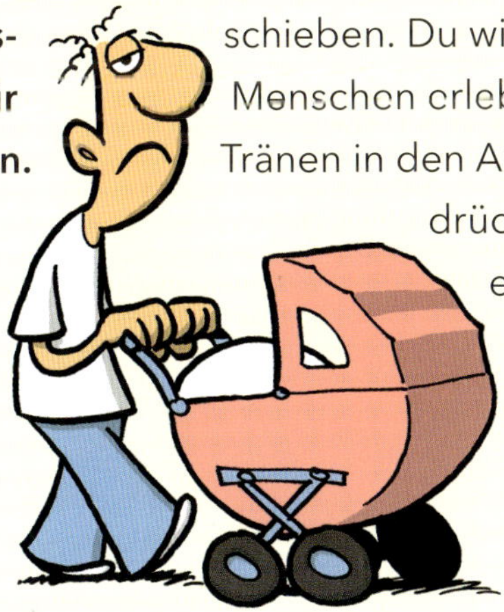

Hurra!

Endlich Argumente für einen SUV

Es gibt nur einen Grund, warum Kerle Spielzeugkarren mit Sportverkleidung und offenem Verdeck als Vehikel nutzen. Man hat entweder noch kein Mädel oder es gibt die Bereitschaft, an der Stelle noch mal zu wechseln. Alle anderen Männer leiden.

Nämlich unter der Tatsache, dass man auf deutschen Straßen keinen Panzer fahren darf. DAS ist nämlich die fahrkräftige Aussage eines Familienvaters an den Rest der Welt. Als ordentlicher Ersatz dient da der SUV, in dem Mann seine Sippe, 40 m^3 Ausflugequipment, den Baum zum Fest oder das überfahrene Reh verstauen kann. Die Marke des Wagens sagt mehr über den Charakter des Fahrers aus als Sternzeichen und Schulabschlusszeugnis zusammen. Also: Zeig mir deinen SUV, und ich sage dir, wer du bist!

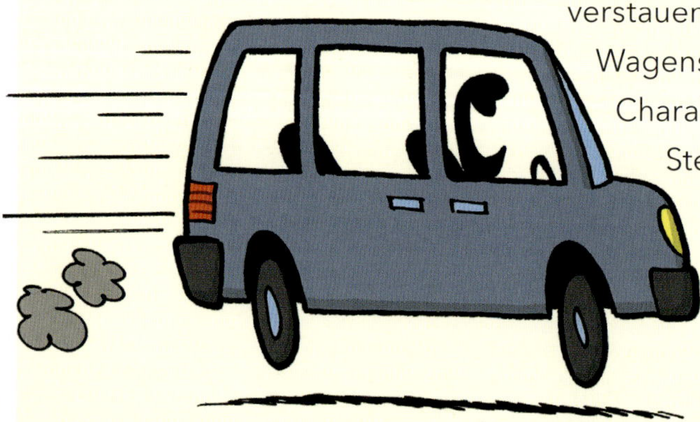

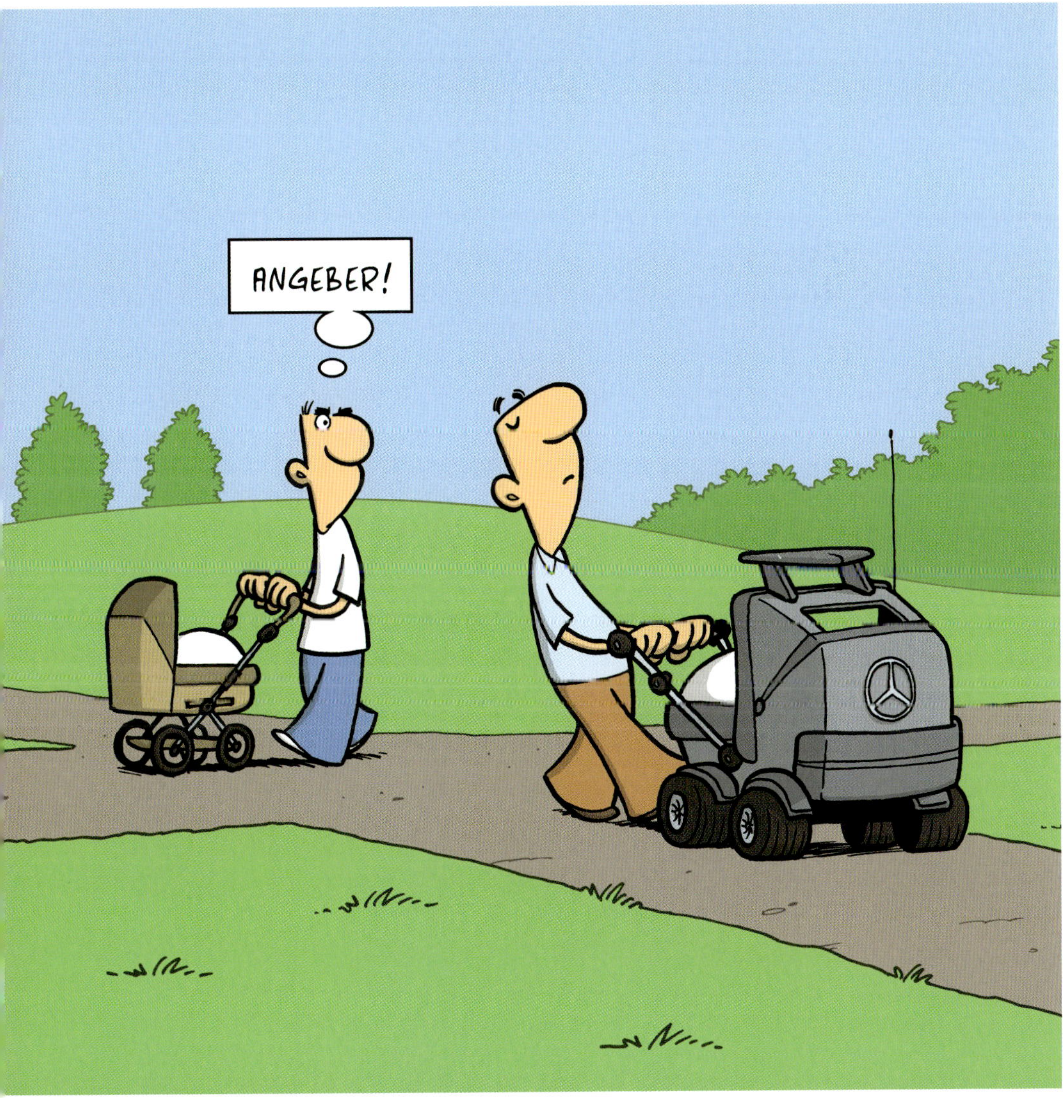
ANGEBER!

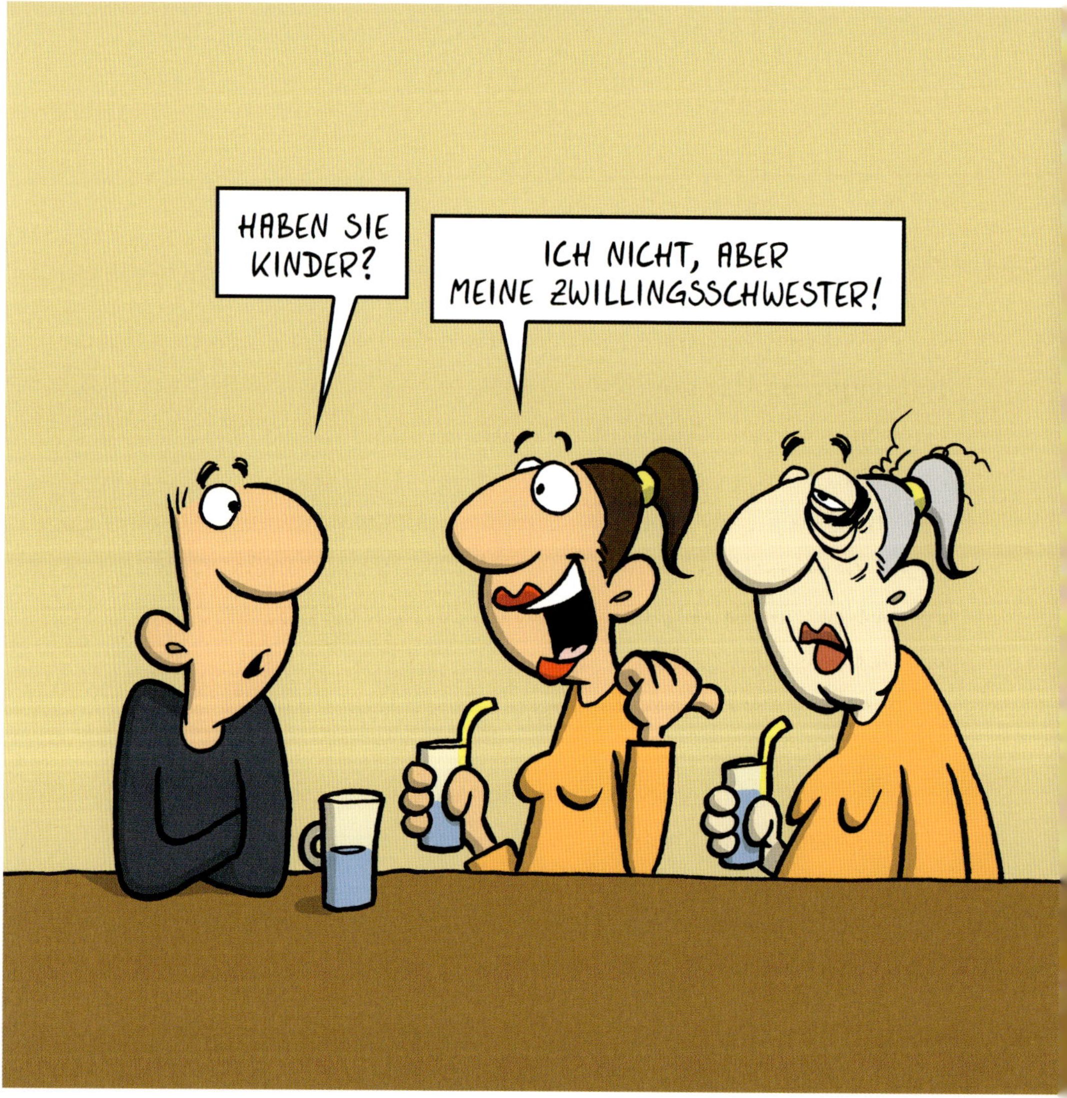
HABEN SIE KINDER?
ICH NICHT, ABER MEINE ZWILLINGSSCHWESTER!

Hurra!

Endlich mehr Zeit für die Jungs

Die ständige Einforderung von Aufmerksamkeit, wie sie Frauen in festen Beziehungen praktizieren, ist ein genetischer Kniff von Miss Nature, um den Mann zur Fortpflanzung zu treiben, auf dass der Nachwuchs das weibliche Mittelpunktstreben absorbiere. Darum sind Babyschreie frohe Botschaften, verkünden sie doch lauthals deine wiedergewonnene Freiheit!

Pokerrunden, Bierbike-Ausflüge mit den Jungs – was auch immer früher zu Hause nur zu endlosen Diskussionen geführt hat, es ist wieder in der Verlosung. Vorausgesetzt natürlich du bist smart genug, um gerade im symbolischen Betreuungsbereich zu punkten. Wickle den kleinen Pupsi zum Beispiel, während die Schwiegereltern zu Besuch sind, ob er es nun nötig hat oder auch nicht. So schaffst du dir Verbündete, die dir Rückendeckung geben, wenn sich deine Lebensgefährtin nach deiner volltrunkenen Rückkehr aus dem Puff mal wieder von dir trennen möchte. Schwiegermama weiß, du magst zwar ein Scheißkerl sein, aber immerhin bist du ein guter Vater. Freiheit galore!

Hurra!

Auf in die Work-Life-Balance

Schon mal gehört, dass man als Elternteil einfach keine Zeit mehr hat? So true, so sad. Vor allem fehlt es an der Zeit, ständig einer geregelten Arbeit nachzugehen. Der Wonneproppen macht es möglich, dass du nach der erfolgreich auf der Couch abgesessenen Elternteilzeit in Zukunft dem lahmen Büroalltag entwischen kannst.

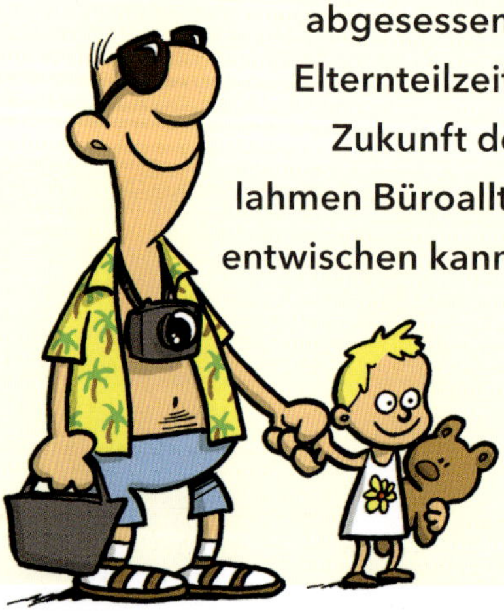

Schließlich muss der Mausezahn zum Arzt, zur Tagesmama, die 100 km entfernt auf einem Aussiedlerhof lebt, oder zur regelmäßigen Prüfung seiner Hochbegabung. Geschickte Arbeitnehmer holen so pro Jahr fünf Werktage + Extraurlaub raus. Als Absicherung gegen Abmahnungen helfen Bilder eines Bundestagsabgeordneten auf dem Schreibtisch sowie ein Bildschirmschoner aus Artikeln der Serie „BILD hilft". Das schüchtert jeden Abteilungsfuzzi ein. Frohe Zusatzferien!

Vatertag for real

Uuuui toll, Komasaufen an Christi Himmelfahrt … Das machst du doch schon, seitdem du 14 bist. Bisher war der Vatertag jedoch nur der dürre Vorwand, noch einen Nagel mehr in die Wand zu hauen. In Zukunft wird er der einzige Tag sein, an dem es okay ist, wieder der zu sein, der du als Nicht-Vater warst.

Dann heißt es, kotzend und grölend durch die Gegend zu ziehen und ein paar kleine Sachbeschädigungen zu verursachen. Bunker darum alles, was du an klebrigen Kurzen, Dosenbier und Zigarrenstumpen über das Jahr einsammeln kannst, und opfere es einmal jährlich als Tribut an die freie Jugend mit den anderen Vätern im Bollerwagen. Happy Independence Day!

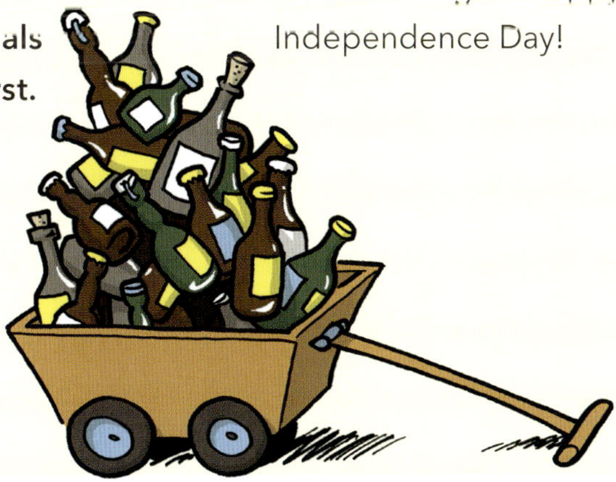

Hurra!

Welcome to the Shop-Stop

Als Sklaven des bedingungslosen Konsums und unkontrollierbarer Shoppinganfälle, ausgerechnet an Samstagen, mitten rein in die BuLi-Konferenz, tragen Frauen Mitschuld am Elend der Welt. Und darum sag jetzt: Nein! Der Missbrauch deiner Person als Weekend-Tüten-Sherpa und Geschmacksleugner ist vorbei!

Soll deine Süße in Zukunft doch allein auf Schnäppchenjagd gehen, als liebender Vater hast du wichtigere Aufgaben. Denn Samstag ist Spieltag, und es ist deine verdammte Pflicht, den Nachwuchs an die wichtigste Sache der Welt heranzuführen.
Lass es dabei aber langsam angehen. Strampler und Schnuller in Vereinsfarben sind in Ordnung.
Dampfdruckhupe und eine Spieluhr mit Kurvengesängen schießen über das Ziel hinaus und könnten die Konsequenz haben, dass deine Holde das Kind zukünftig lieber mit auf Fußgängerzonen-Trebe nimmt. Deshalb halte es mit Rehhagel: Auch bei der Erziehung – kontrollierte Offensive!

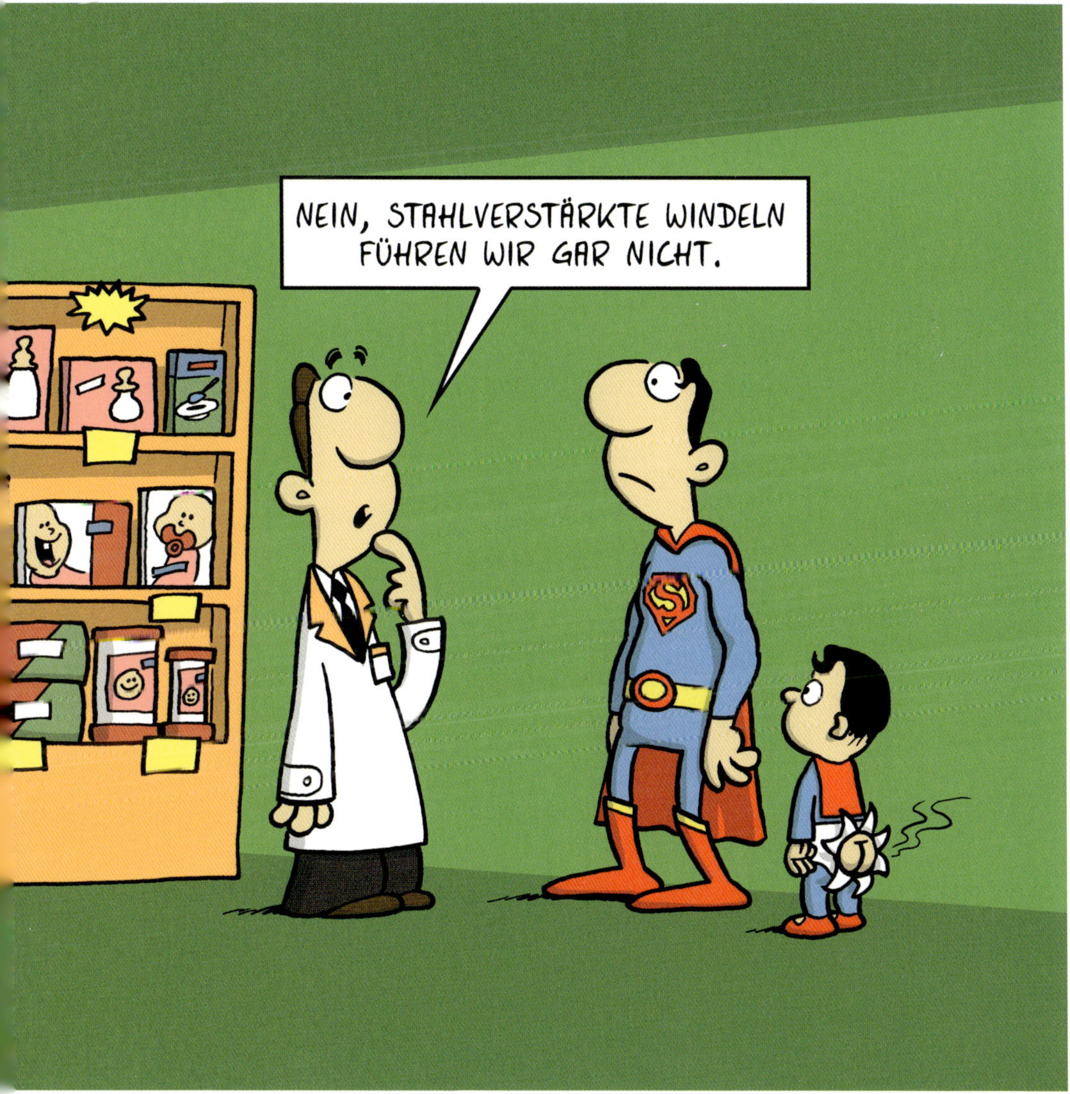
NEIN, STAHLVERSTÄRKTE WINDELN FÜHREN WIR GAR NICHT.

Endlich wieder selbst Kind sein

Fußball, Baumhaus, Lagerfeuer, Gruselgeschichten, Süßigkeiten, Prinz und Prinzessin, die Rückeroberung der Pfütze und die Wiederentdeckung von Schlitten und Freibad.

Was auch immer deine Kinder alles anstellen werden, um dich um den Verstand und das bisschen Ersparte zu bringen, vergiss nie in Dankbarkeit, dass es die Lütten waren, die dir die Tür zur Kindheit wieder aufgestoßen haben.
Und genieße das Leben inmitten des kleinen Volkes, das zwar zehn Sorten Limo, aber keinen einzigen Steuervorteil kennt. Viel Vergnügen in einem Leben mit Kindlichkeitsberechtigungsschein!

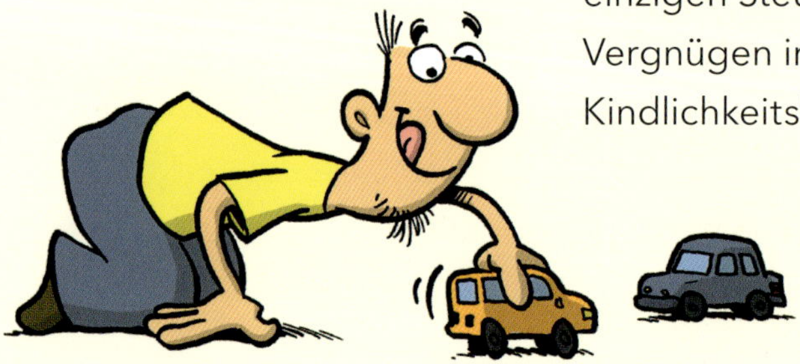

Hurra!

Nie wieder sonntagmorgens vor die Tür

Was man dem Zwerg am Anfang nicht ansehen kann, ist sein enormer Nutzwert. Zugegeben, die ersten Monate scheint selbst eine Hausmaus ein wertigerer Mitbewohner zu sein, zumindest wenn man Schlangen hält, an die man sie verfüttern kann. Dieser Mangel an Mehrwert wächst sich schnell aus, und schon bald steht ein williger kleiner Hilfsarbeiter zur Verfügung, den man zu den verschiedenen Dienstleistungen heranziehen kann.

Ein Riesenvorteil ist das hier herrschende Zahlungsverbot, denn mit gezahltem Lohn wäre es schließlich Kinderarbeit und die ist Gott sei Dank verboten! Check also zukünftig den hauseigenen, kostenfreien Lieferservice für Sonntagsbrötchen und den KICKER. Praxistipp: Nicht gut ist der Versuch, durch das Ankleben von Bärten die Lieferpalette auf Schnaps und Zigaretten zu erweitern. Gerade bei unter Zehnjährigen fällt das schnell auf und kann zu unnötigen Komplikationen führen.

Hurra!

Bahn frei für den Dad Bod

Wissenschaftlich weitgehend unerforscht sind die Auswirkungen einer gelungenen Befruchtung auf den Samengeber. So bleibt der Bierbauch ein wahres Rätsel.

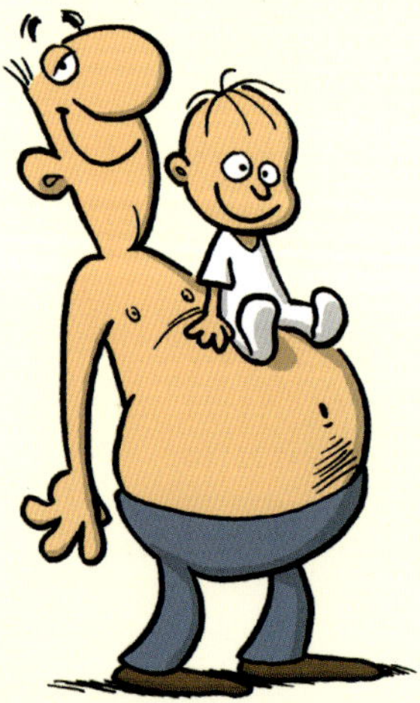

Wissenschaftler großer Brauereigruppen vermuten, dass er diesen Namen zu Unrecht trägt und eher das hormonelle Resultat der männlichen Schwangerschaft und später das natürliche Zeichen des Vaterseins ist. Warum der Hormonbauch, wie er eigentlich heißen müsste, nach der Geburt so selten abschwillt, ist nicht geklärt. Vermutlich soll das Männchen als Nesthüter so für andere weibliche Artgenossinnen seiner verführerischen Wirkung beraubt werden. Dieser Reizverlust ist nüchtern allerdings nur schwer zu ertragen. Und genau hier hat er wohl seinen Ursprung, der Trugschluss vom Bauch durch Bier. (Quelle: Deutscher Gaststättenverband)

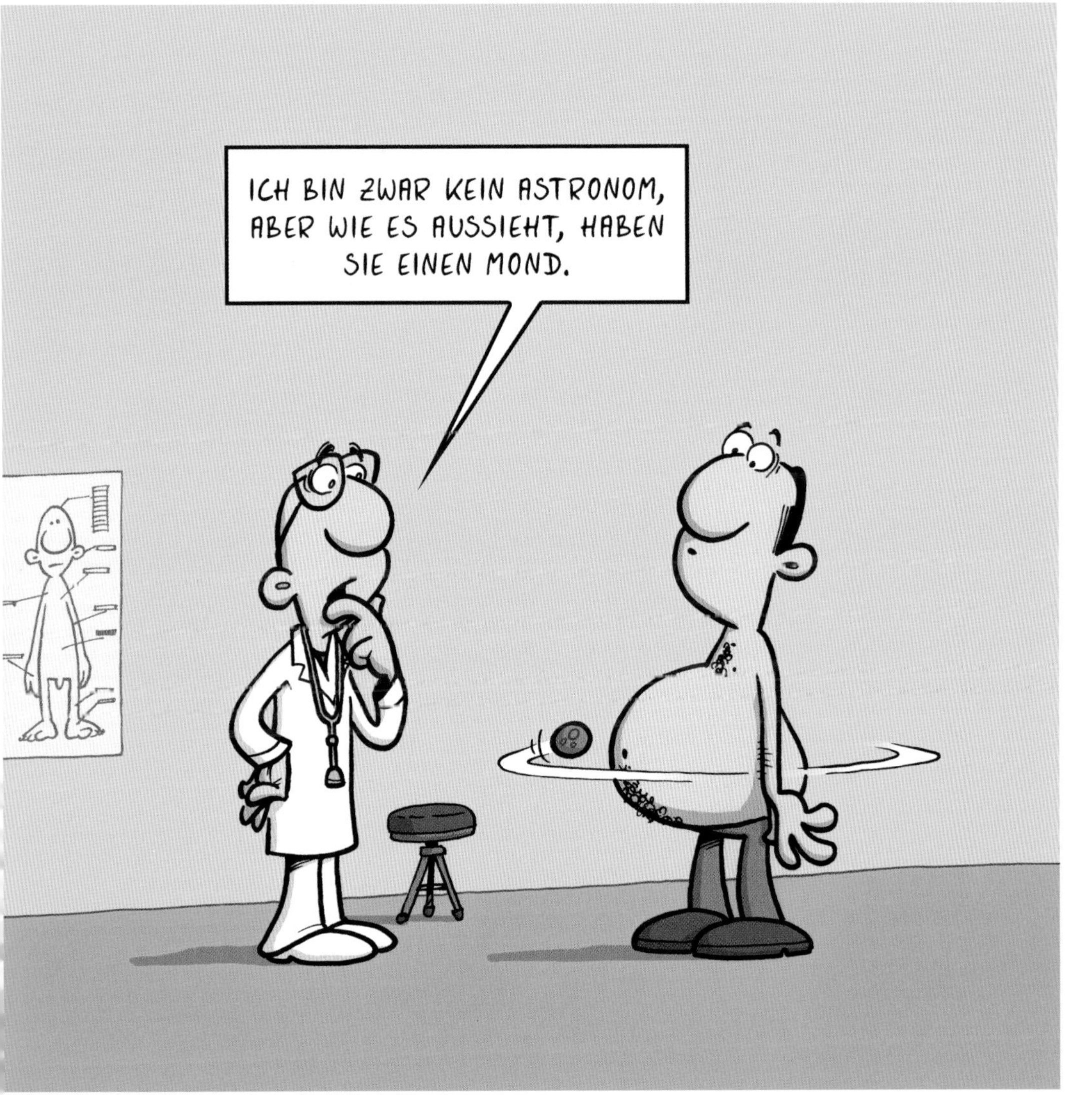
ICH BIN ZWAR KEIN ASTRONOM, ABER WIE ES AUSSIEHT, HABEN SIE EINEN MOND.

Kinder erweitern den Horizont

Kinder sind die Zukunft. Leider nicht mehr deine. Im Gegenteil. Für die eigenen Geschicke sind die kleinen Updates ein echter Jobkiller, wenn man bedenkt, dass bald jeder zehnte Vierjährige ein Auslandsjahr und ein Trainee vorweisen können wird.

Dass der Verdrängungswettbewerb heute schon im Kreißsaal anfängt, kann indes der Turbo für deine persönliche Entwicklung und Antreiber für Fortbildungsmaßnahmen sein. Schließlich hat das Lütte ein Recht darauf, sich mit den Erzeugern beim Frühstück auf Mandarin über Nanotechnologie zu unterhalten. Verstehe den Racker darum nicht nur als emotionale, sondern auch als intellektuelle Herausforderung. Du hast zwar keine Chance, aber keiner soll sagen können, du hättest sie nicht genutzt.

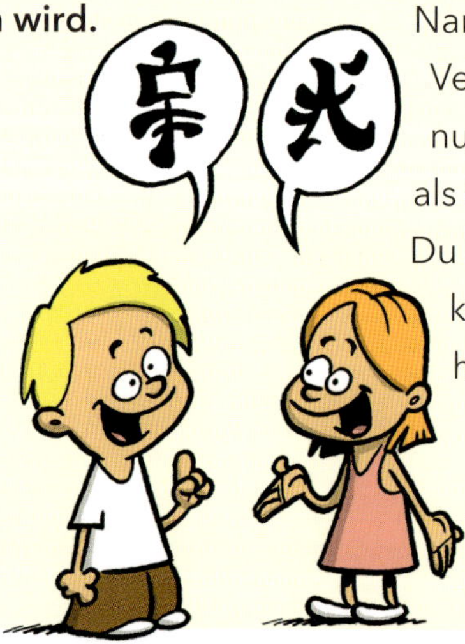

Endlich ein Recht auf schlechte Laune

Eine der größten Menschheitslügen ist die der guten Laune. Fangen wir mal morgens an: Man wacht auf, hat einen Kater … scheiße. Oder man hat keinen Kater, dann war der Abend davor langweilig.

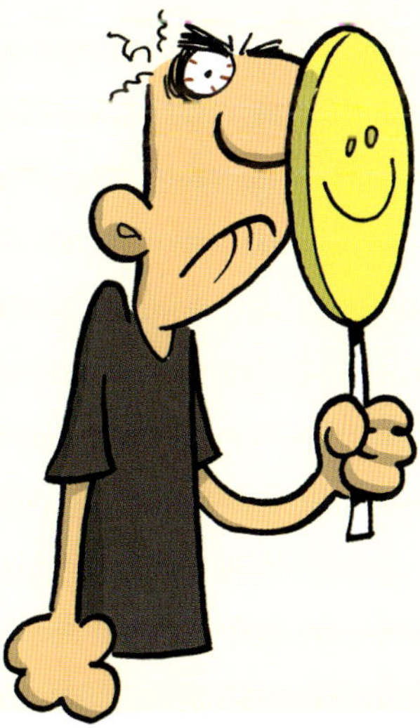

Und da soll man immer nur gut drauf sein. Außer du. Dank des neuen Jobs als Vater bist du raus aus der Fröhlichkeitsnummer. Denn bei niemandem sonst ist miese Laune so sanktioniert wie bei den Papas. Hausmeister mal ausgenommen. Ein Kind ist halt ein ewiger Quell von Sorgen und Problemen, weswegen man dir nicht nur die Griesgrämigkeit verzeiht, sondern auch endlich den Alkohol gönnt. Darum hebe dein Glas ruhig mal zu Ehren des Sprösslings. Aber nicht dabei grinsen, bitte!

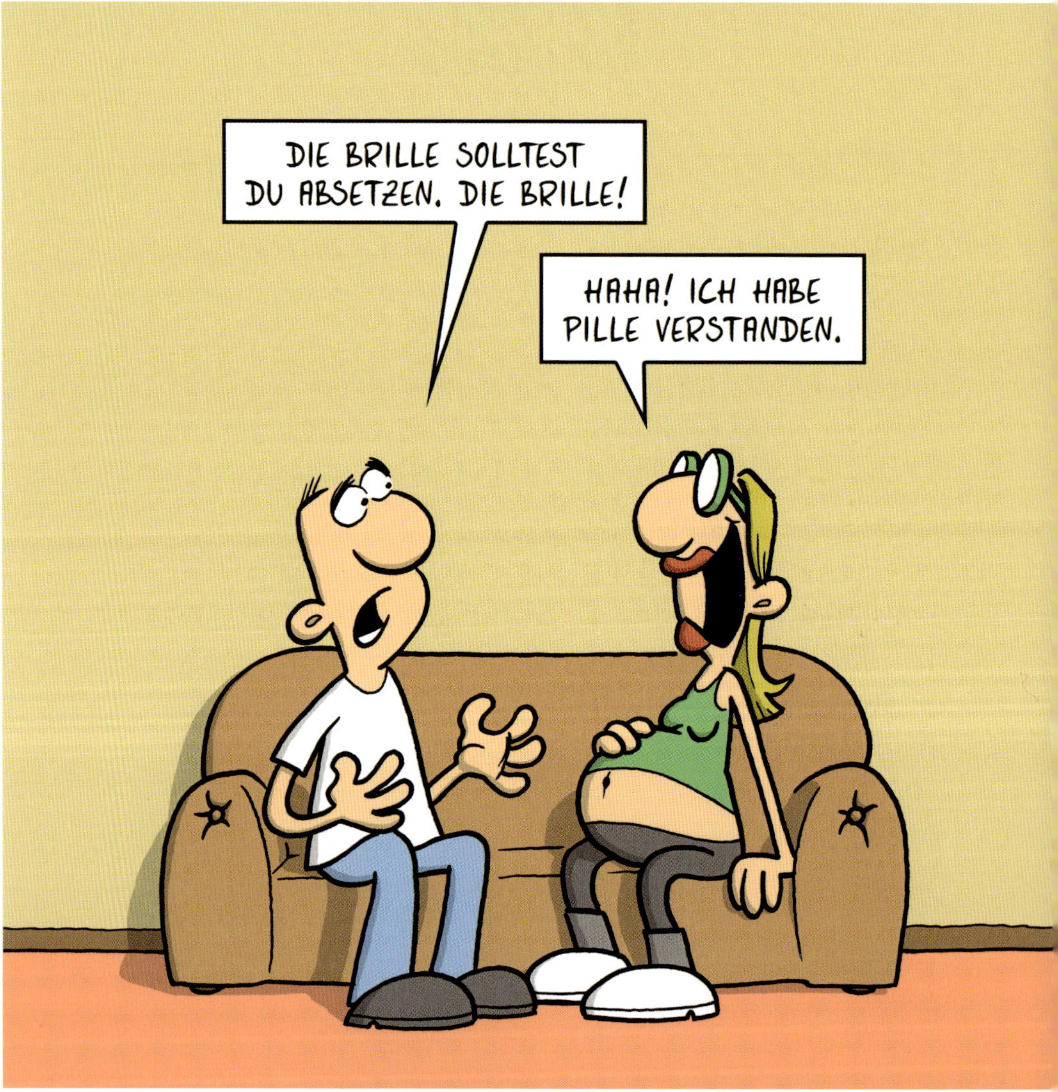
DIE BRILLE SOLLTEST DU ABSETZEN. DIE BRILLE!
HAHA! ICH HABE PILLE VERSTANDEN.

Hurra!

Alles in Butter mit ihrer Mutter

Warum ist der Umgang mit Schwiegermüttern oft so kompliziert? Es liegt daran, dass das eigene Männchen vom giftigen Alttier bereits komplett ausgesaugt ist, dass es der lederhäutigen Schlange nach frischer Beute dürstet. Und diese Beute bist in der natürlichen Erbfolge eben du! Und das bis zu jenem glorreichen Tage, an dem die junge Mutter der alten Mutter das frisch geborene Leben an ihren Busen drückt.

Der Stinker wirkt wie eine Art Maulsperre für den schwiegermütterlichen Nöhlkanal und gibt dir nach der Übergabe ausreichend Zeit, den geordneten Rückzug ins Homeoffice oder, besser noch, auf eine ausgedehnte Joggingrunde oder Weltreise anzutreten. Wenn du es geschickt anstellst, fällt deine Abwesenheit dabei immer weniger auf, bis es dir gelingt, sogar die Weihnachtsfeier der feindlichen Schwiegerfamilie unbemerkt zu schwänzen. Kleines Bündel – große Möglichkeiten!

Hurra!

Daddeltechnisch ganz weit vorn

Was, dafür brauchst du keinen Nachwuchs? Völlig falsch, Kollege! Schau dir deine Spielestrategie der letzten Jahre mal ganz genau an: Was sich da jenseits von Ego-Shootern, Sports-Games und Autorennen entwicklungsseitig getan hat, ist doch eher homöopathischer Natur! Da kommt mit dem iKid 2.0 ein echtes Update in deine Daddel-Landschaft, so real, Digga!

Das ist kaum zu glauben. Schon in der Betaversion Kid 0 – 3J bringen „Acoustic trial and error"- Spiele wie „Dudududu" oder „Sing Star – Fall Asleep Edition" völlig neue Spielideen in den sonst eher tristen Konsolenalltag. Später gibt's echte Retro Years mit Barbie, Lego, Stofftieren und Malbüchern, bis der Nachwuchs dich an deiner eigenen Playsi so alt aussehen lässt, dass du von selbst auf Sudoku und Puzzeln umsteigst. Du hast längst verloren, nur weißt du es noch nicht. Game on!

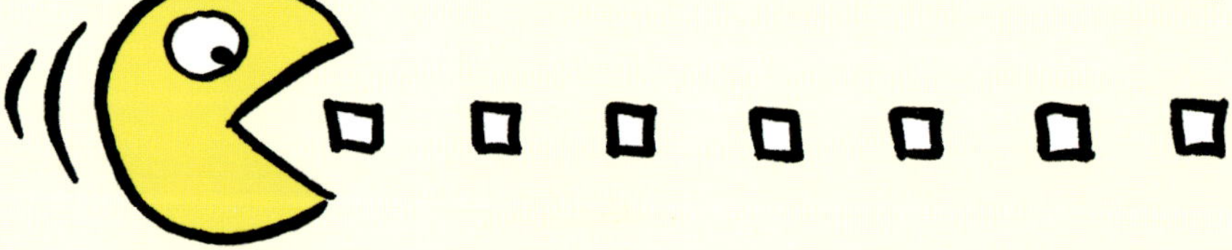

Hurra!

Für immer bleiben, wie du bist: Du darfst!

Liebe geht durch den Magen. Der Sinn dieser Worte zeigt sich in den kommenden Monaten, wenn dein Kind dich aus den Klauen des Diätismus befreit. Diese ganze häusliche Salatfresserei war doch nur durch die wechselnde Wochenkarte in der Kantine mit Currywurst und Fritten im Wechsel mit Burgern zu ertragen. Jetzt hat die Low-Carb- Faserfolter auch zu Hause ein Ende.

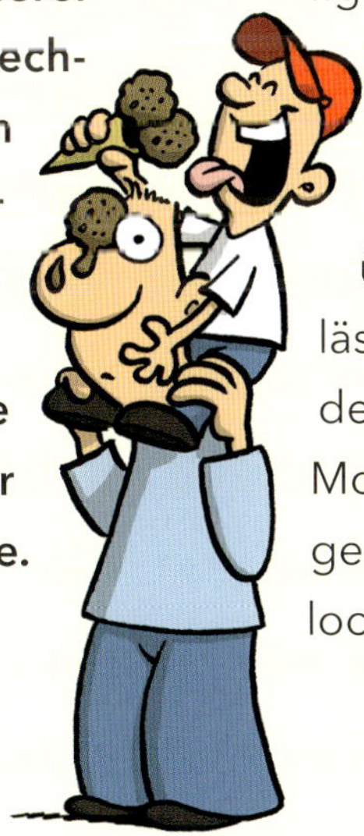

Denn eins ist sicher: Gleich nach der Muttermilch kommt das Schnitzel. Fischstäbchen. Spaghetti Bolognese. Pizza Salami. Und wenn es was Grünes gibt, dann Rahmspinat. Mit Doppel-Blubb. Denn deine figurbewusste Partnerin wird gegen die Allianz Kind-Papa kein Land sehen und wohl oder übel klein beigeben. So lässt sich auch das Geläster der Kollegen über die Mortadella mit Pinocchiogesicht auf der Pausenstulle locker ertragen.

Hurra!

Burger daily

Viele Männer verbinden mit der Vaterschaft eine ganze Reihe positiver Veränderungen für ihr Leben, und einige davon kannst du auch getrost als save abbuchen. Insbesondere beim Thema Ernährung wartet das kulinarische Shangri-La, die Einkehr in die Welt des schnellen Genusses. Denn eines ist sicher:

Egal wie viele Sojamilch-Produkte und Reiswaffel-Cracker deine Liebste dem Kinde auf dem Weg zu einer gesunden Ernährung schmackhaft machen möchte, am Ende siegt immer die Ronald-McDonald-Gang! Wirf mal einen Blick durch die Drive-In-Glasscheibe der Zukunft, und was siehst du da? Verhärmte, ernährungspolitisch gescheiterte Frauen neben glücklichen Burgermampfern, zu denen auch bald deine Homies gehören werden. Wir wünschen schon mal guten Appetit!

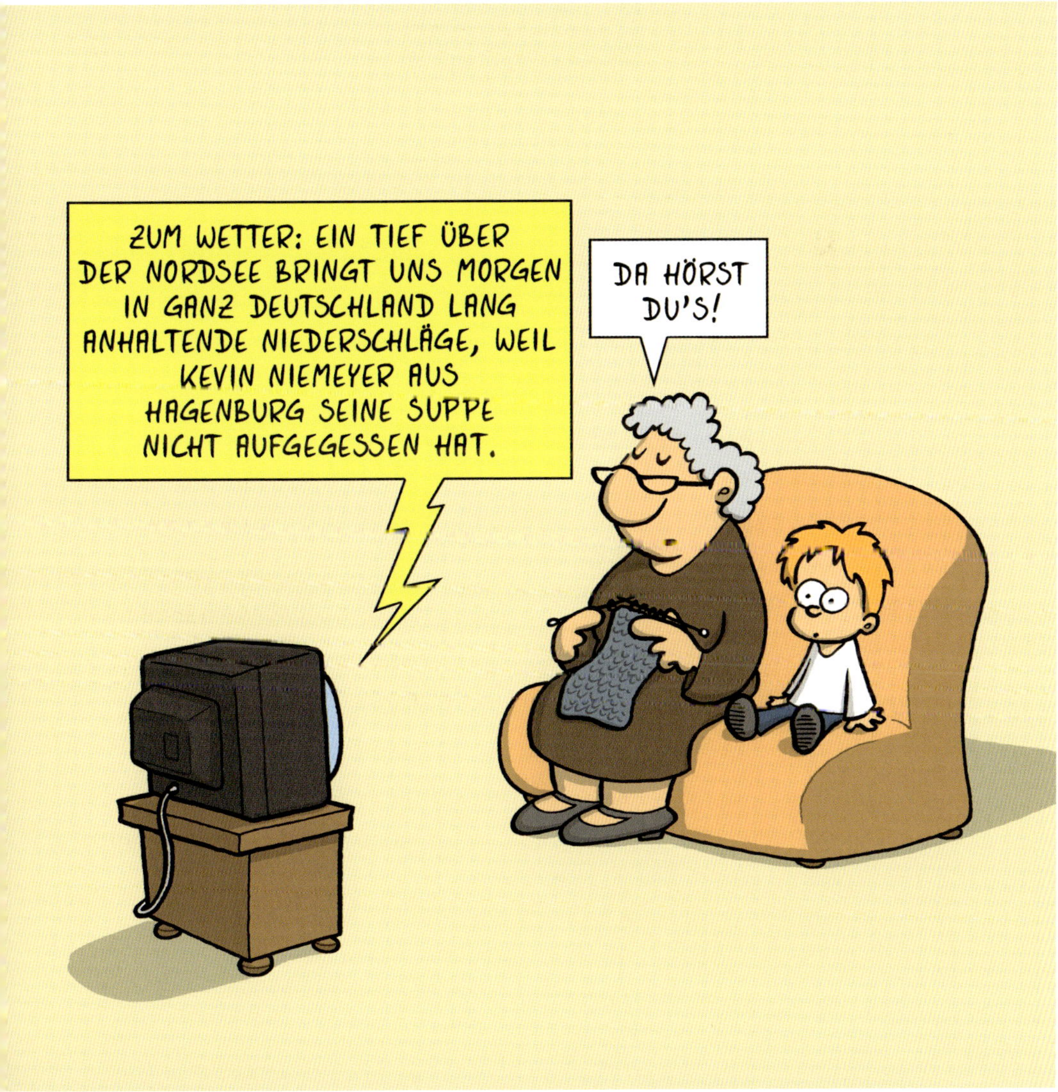
ZUM WETTER: EIN TIEF ÜBER DER NORDSEE BRINGT UNS MORGEN IN GANZ DEUTSCHLAND LANG ANHALTENDE NIEDERSCHLÄGE, WEIL KEVIN NIEMEYER AUS HAGENBURG SEINE SUPPE NICHT AUFGEGESSEN HAT.
DA HÖRST DU'S!

König im Block

Kinder sind, das weiß jeder Immobilienhai, die sicherste Waffe, um jeden noch so halsstarrigen Nachbarn in die Knie zu zwingen. Schenke deinem kleinen Frosch darum alles, was seine musikalischen Talente fördert.

Wie wär's mit einer E- Gitarre mit 1000 Watt-AMP? Ein Quell drolliger Tonexperimente, während du in der schallgedämpften Ruhe des Hobbykellers ein Nickerchen hältst. Und vielleicht schon mal einen Umzugswagen bestellst. Deine Nachbarn werden das Angebot irgendwann zu schätzen wissen.

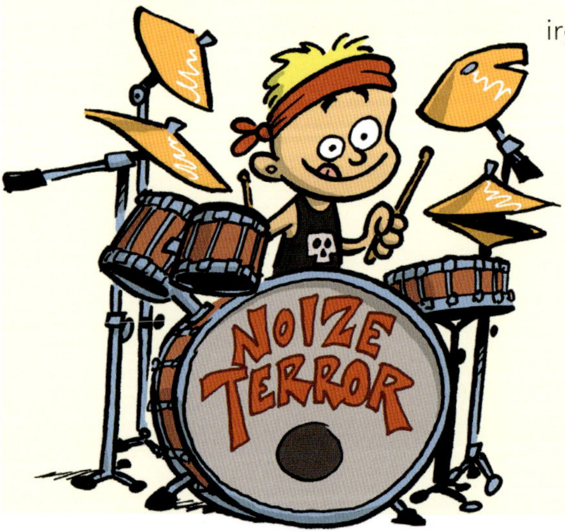

Hurra!

Du bist der Boss

Wo hat man als Mann heute noch was zu sagen? Außer als Papst oder als General? Zu Hause natürlich! Okay, nur wenn deine Lebenspartnerin es ausdrücklich einfordert, aber immerhin. Ein Gap in der weiblichen Psyche, der bewirkt, dass Frauen einerseits immer Recht haben, am Ende aber nicht schuld gewesen sein wollen, verschafft dir im Umgang mit dem Neu-Menschen eine Sphäre häuslicher Macht.

„Rede du mal mit dem Kind", wird die Standard-Forderung im Themenkreis „Erziehung" werden und dir Sanktionsmittel bis hin zum Hausarrest verleihen. Aber Vorsicht, wenn der Neuling ein Mädchen ist. Verbünden sich die Weibchen im Haushalt, hat das schlichte männliche Gut-Böse-Empfinden dem nichts entgegenzusetzen. Möge die Macht mit dir sein!

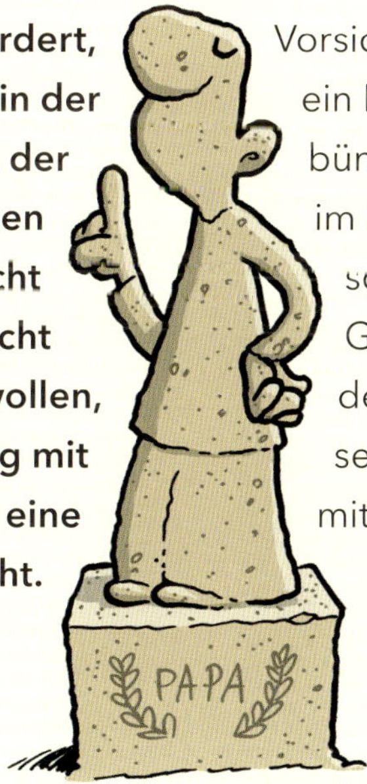

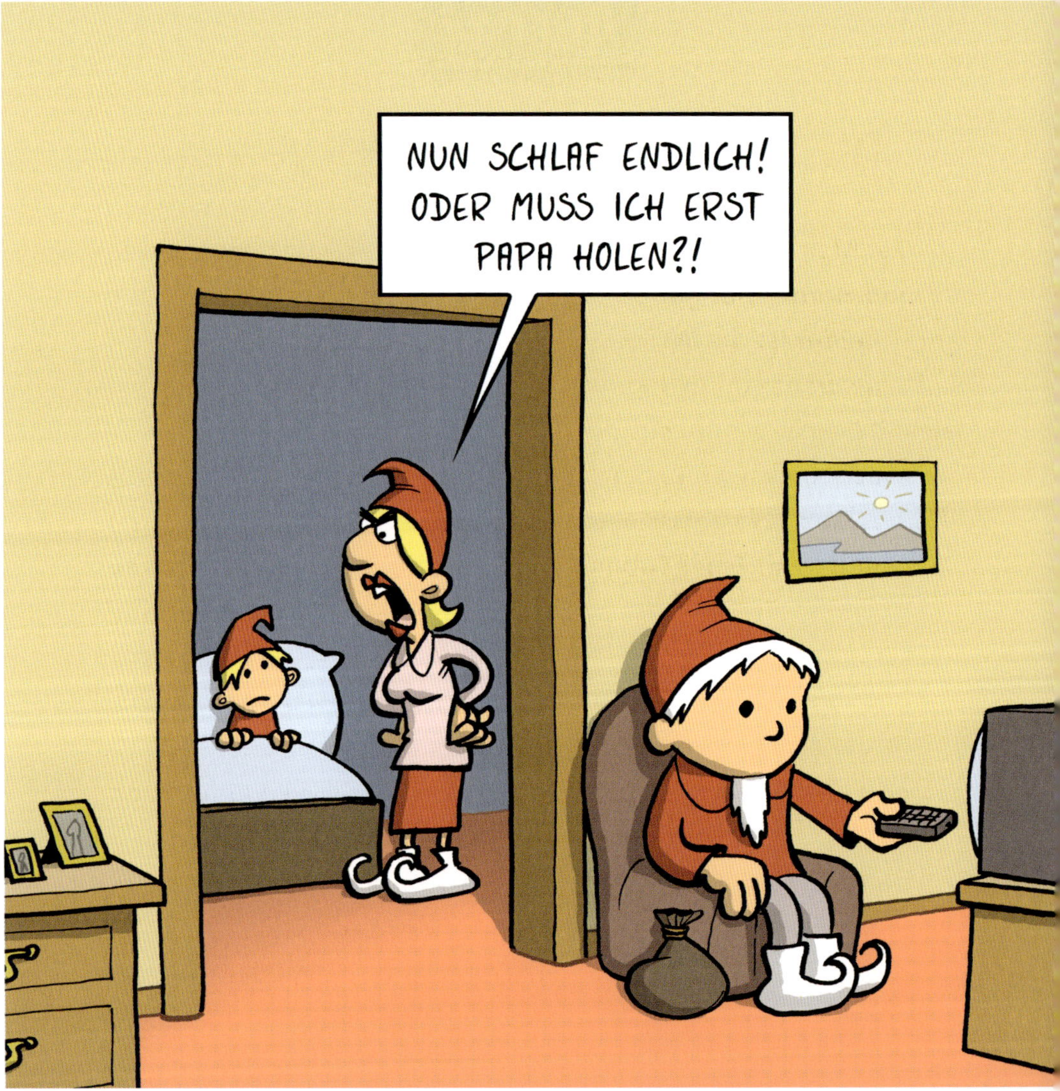
NUN SCHLAF ENDLICH! ODER MUSS ICH ERST PAPA HOLEN?!

Hurra!

Die Lösung der Jogging-Challenge

Der Mensch ist als Läufer und Herdentier geboren. Leider ist die Welt von heute weniger mit Jägern als mit Nerds gefüllt, sodass es nicht immer einfach ist, für das Auslaufen auch eine passende Horde zu finden.

Weder will man in Begleitung von durchgestylten Checkern mit protzigem Gehabe die blutjungen Mädels verschrecken noch mit ausgedörrten Ötzi-Imitatoren nach Kilometer 76 wilde Serotonin-Räusche erleben.
Ein echtes Problem. Bis jetzt! Denn dank des Brüllwürfels im Haus hat sich diese Frage in beste Waldluft aufgelöst. Du wirst nie wieder allein joggen müssen, weil … du dafür keine Zeit mehr hast! Oder zu müde bist. Oder in deiner kümmerlichen freien Zeit gefälligst was mit den Kindern unternehmen sollst.
Der Lauf des Lebens steckt nun mal nicht in Turn-, sondern in den Kinderschuhen.

Hurra!

Freispruch in allen Anklagepunkten

Dass Eva Adam den Apfel gab und so für die Vertreibung aus dem Paradies sorgte, ist natürlich Unsinn. So KANN es nicht gewesen sein, denn schuld ist immer der Mann.

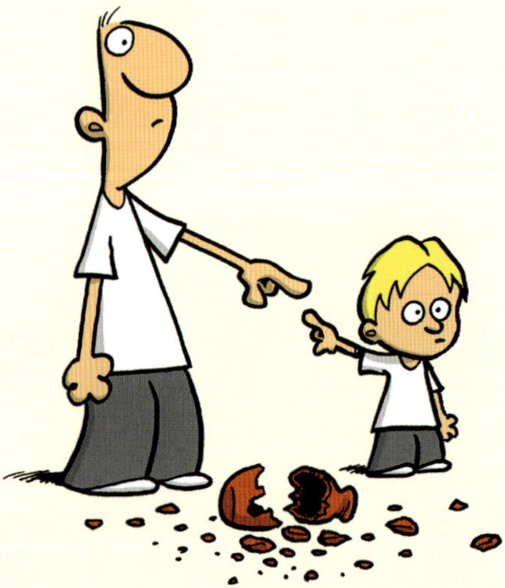

Bis zum ersten Kind. Ein echter Game-Changer. Denn wenn früher jede Schandtat, von hochgeklappter Klobrille bis zum Klimawandel, in einem Blitzverfahren angeklagt, abgeurteilt und mit Liebesentzug gestraft wurde, kannst du den Erstverdacht nun auf das Fleischbündel lenken. Aber Vorsicht! Bei Anfangserfolgen nicht übermütig werden. Die Verantwortung für Pornos auf dem Smartphone und die leer gesoffene Schnapsbar ist erst ab Ü15, männlich, glaubhaft.

Hurra!

Cool sein müssen war gestern

Es ist egal, wie sehr du bisher deinen Body trainiert und deinen Style gecheckt hast, jetzt gilt es mit einer bitteren Erkenntnis fertig zu werden: Selbst Chuck Norris würde mit einer mit Muttermilch vollgekotzten Schulter eine recht irdische Figur machen. Richtig cool geht als Papi halt nicht wirklich. Außer man wechselt die Zielgruppe.

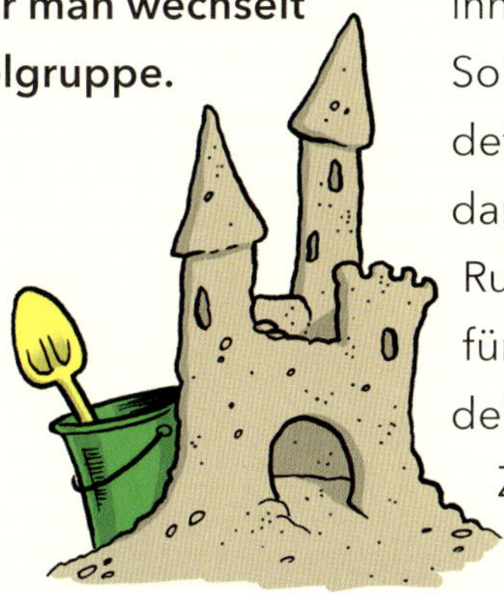

Ein Muskelberg mit Babytragetuch mag bei endscharfen Mitzwanzigerinnen nur bedingt punkten, im Sandkasten ist man schon mit viel weniger ein Gott! Zeit zu lernen, wie man als Titan in der Welt der Förmchen und Brausebonbons wandelt, Sandburg-Kriege schlichtet, streng, aber gerecht Schippen-Rechte gewährt, und wenn es einer deiner Bewunderer verdient, trage ihn ruhig mal eine Runde huckepack. Sollten in deinem neuen Reich jemals defätistische Stimmungen aufkommen, dann laufe einfach mal auf Händen eine Runde um den Spielplatz. Das wird für neue Legenden sorgen und deine Überlegenheit über jeden Zweifel erheben.

Endlich Womanizer

Kann das sein? Ausgerechnet ein Zwerg in einem motorlosen Sportwagen macht dich zum meist umlagerten Typen des ganzen Viertels.

Alle heißen Feger, die dich nie nur eines Blickes gewürdigt haben, strahlen dich plötzlich an, als wärst du einer Hollywood-Leinwand entstiegen. Mädels sind halt auch nur Tiere, und dein Nachwuchs zeigt ihnen deine Zeugungsfähigkeit und die Bereitschaft, das Rudel zu beschützen. Hier lauern echte Chancen! Sprüche wie „Soll ich dir auch so eins machen" bleiben jedoch wenig zielführend. Eine schüchterne Bitte, mal als Babysitter einzuspringen, kann viel mehr und liefert das gewünschte Ergebnis sogar frei Haus!

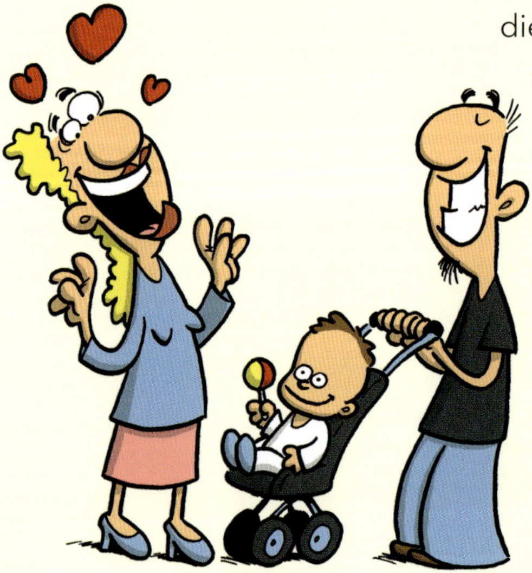

The Sound of Silence

Der regelmäßigen Besetzung deines Ruhesitzes durch sogenannte Freunde, inkl. Plünderung der Vorräte, Vergewaltigung des Plattenschranks und die Schleifung der Einrichtung bis auf die Grundfesten, konntest du bisher wenig entgegensetzen. Bisher! Denn nun gelten andere Regeln, gegen die noch so hartnäckige Besatzer machtlos sind.

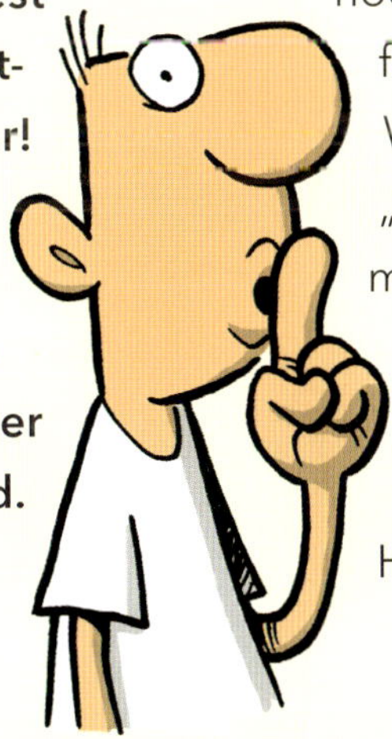

„Sorry, das Kind schläft", ist in Zukunft die Formel für saubere Teppiche, rauchfreie Wohnzimmer und allgemein Ruhe im Karton. Noch dazu ist der kleine Fuzzi nicht nur ein für die Kumpelrotte unüberwindbares Hindernis, sondern auch noch der Schlüssel für längst fällige Rachefeldzüge in die Wohnklos deiner Peiniger. „Sorry, das Kind schläft. Dann müssen wir wohl zu wem anders gehen", ist der süß surrende Sound des Schwertes der Vergeltung. Hasta la vista, dank Baby!

Hurra!

Du hast ganz allein die Menschheit gerettet

Undank ist der Welten Lohn. Geschenkt. So krass allerdings wie im Falle deiner Fortpflanzung ist die Schieflage zwischen erhaltener Anerkennung und dem dir zustehenden Ruhm wirklich selten. Du rettest schließlich nicht nur die Rente, sondern letztlich die gesamte Menschheit vor dem Aussterben.

Mit deinem Premium-Erbgut, das du nicht nur unentgeltlich zur Verfügung stellst, sondern auch noch auf eigene Kosten bis zur Nestflucht großziehen wirst. Und was ist der Dank? Ein paar Kröten Kindergeld und fragwürdige Geschenkbüchlein.

Na, herzlichen Dank auch. Wir wünschen trotzdem viel Freude am neuen Genklumpen aus der eigenen DNS-Kollektion!

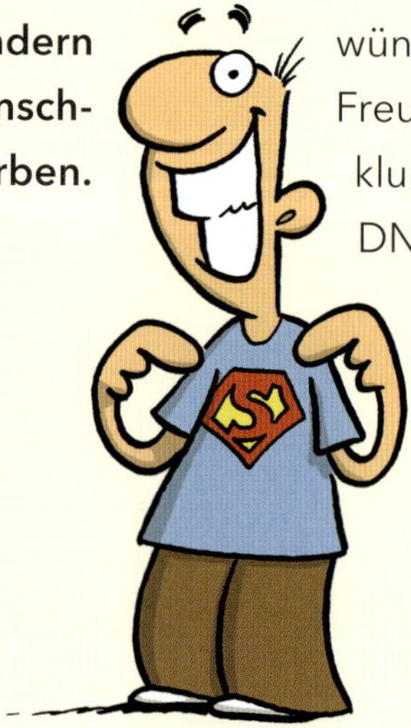

Malle kann auch Familie

Ein Urlaub, in dem Mann den Alkohol schon morgens aus Eimern säuft, damit er möglichst wenig davon mitbekommt, wenn Jürgen Drews und zehn nackte Friseusen durch das Erbrochene des Vorabends waten. So funny. Geht aber jetzt natürlich nicht mehr.

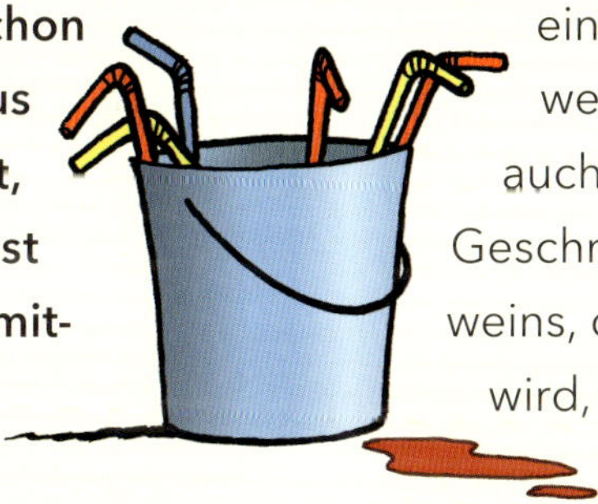

Du ziehst nun auf derselben Insel einfach drei Buchten weiter. Malle kann nämlich auch Familie! Und der Geschmack des Gratis-Rotweins, der hier ausgeschenkt wird, wird dir bekannt vorkommen. Er stammt nämlich, genau wie die Ballermann-Eimerbetankung, aus der legendären Bodega Gülla, die irgendwo in den mallorquinischen Bergen aus Rache für die Zerstörung der Insel diesen Touristentod zusammenbraut. Was diese armen Ureinwohner nicht wissen: Ein deutscher Magen kann was vertragen. Und ein geschenkter Wein gießt sich leicht ein. Salute!

Hurra!

Endlich mehr Netto vom Brutto

Kinder sind DER Armutsgrund in Deutschland? Pah! Schau dir doch mal die Werbung deiner Hausbank an. Pärchen mit drei Blagen aufwärts fahren da fette Volvo-Kombis und leben in schicken Eigenheimen. Und die Bank muss es wissen. In der Tat senken Kinder eher die Kosten als andersrum. Es gibt reichlich Sparpotenzial.

Wenn sich die Familie durch Fastenkuren an kleinere Portionen gewöhnt hat, reichen im Restaurant schon das Kindermenü (für die Erwachsenen) und eine Reiswaffel (für das Kind) aus, um alle hungrigen Mäuler zu stopfen, noch dazu gibt es oft etwas Süßes und ein Malbuch vom Kellner obendrauf. Die ersten Weihnachtsgeschenke im Sack. Fett. Das so gesparte Geld kann dazu genutzt werden, das Kleine während seiner pubertären Mutation in ein Berginternat im Hindukusch zu schicken. Eine Geldanlage, die sich durch die Verlängerung der eigenen Lebenszeit bezahlt macht.

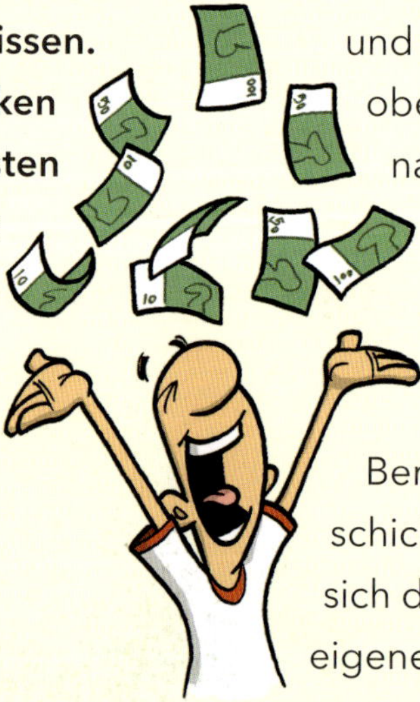

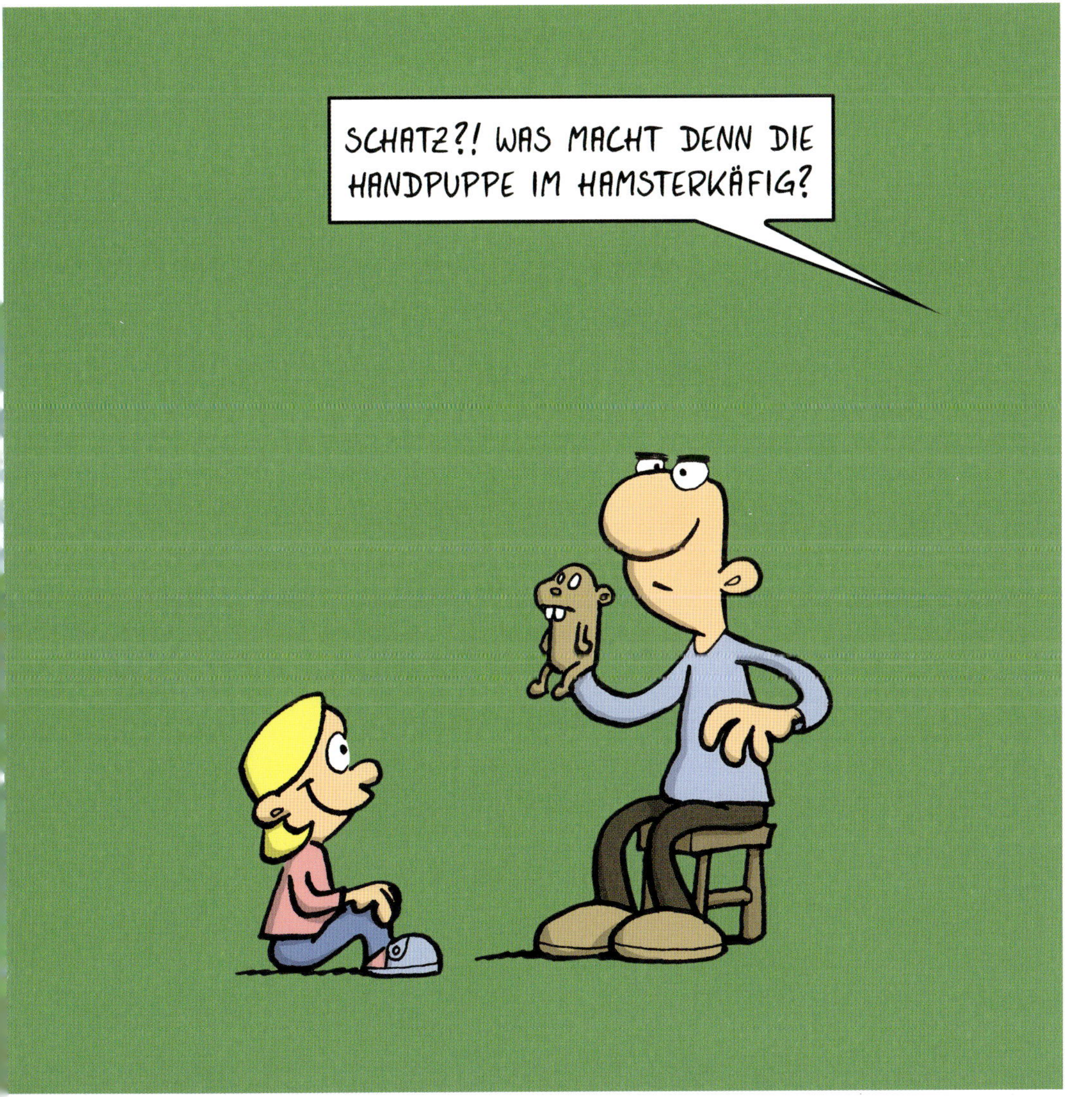
SCHATZ?! WAS MACHT DENN DIE HANDPUPPE IM HAMSTERKÄFIG?

Michael Kernbach begann seine Karriere als Songtexter für skurrile Gestalten wie WERNER, den Gummikanzler und Guildo Horn. Mittlerweile ist er selbst Frontman, nämlich einer der ironischen Texte, und hat sich aufgrund der Schlagkraft seiner Gags den Ruf eines „Chuck Norris des Geschenkbuchs" erworben.

Bevor **Miguel Fernandez** seinen Humor als Autor und Zeichner zum Beruf machte, verfolgte er sehr kurz die Laufbahn eines Steuerberaters und studierte Visuelle Kommunikation. Mehr von und über ihn gibt es auf www.gegen-den-strich.com

1. Auflage 2019

- Originalausgabe -

ISBN 978-3-8303-4466-7

Text: Michael Kernbach
Illustrationen: Miguel Fernandez
Lektorat: Sabrina Rohde, Ariane Ossowski
Layout und Herstellung: Ulrike Boekhoff, Malina Franjicevic

Druck und Bindung: Livonia Print
Printed in Latvia

**Triff uns auf facebook.com/LappanVerlag
und auf instagram.com/lappanverlag**

www.lappan.de

FSC
www.fsc.org
MIX
Papier aus verantwortungsvollen Quellen
FSC® C002795

Und für die frischgebackene Mama!

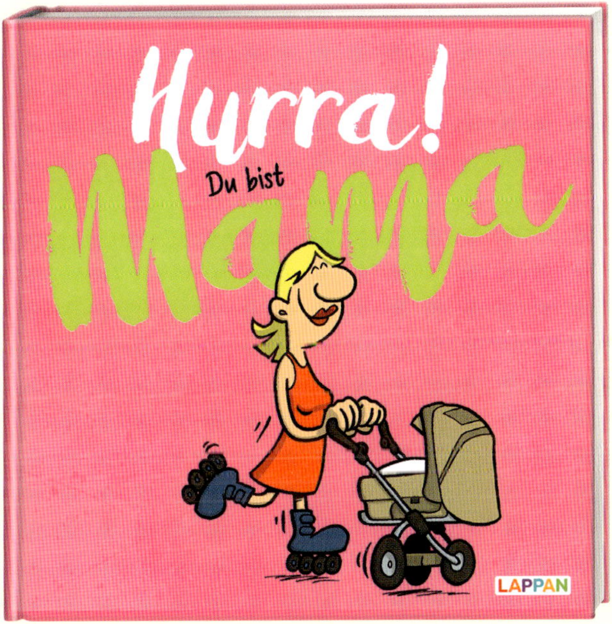

ISBN 978-3-8303-4467-4

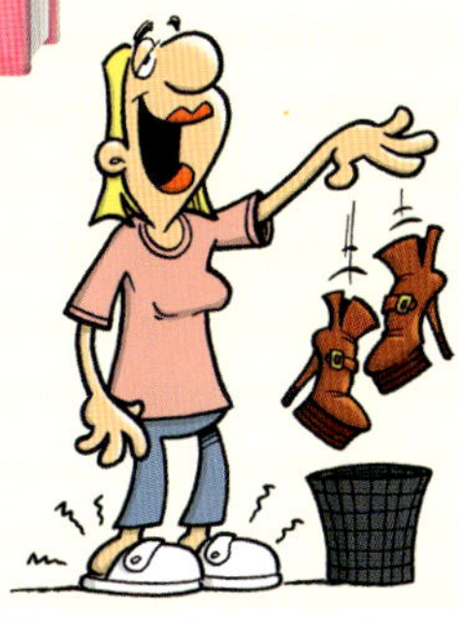

Hurra!
Papa

Hurra!
Papa

Hurra!
Papa